Einen Lehrer gibt es,
der ist vortrefflich,
wenn wir ihn verstehen;
es ist die Natur.

Heinrich von Kleist

Borretsch und Ringelblume

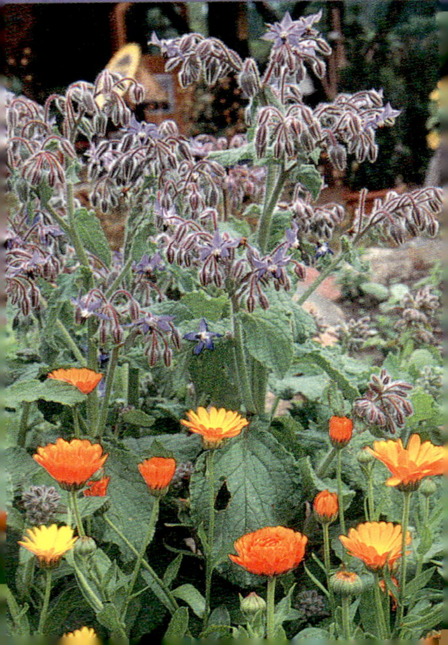

HEILKRÄUTER-BÜCHLEIN

von
Tassilo Wengel

BuchVerlag
für die Frau

ISBN 978-3-89798-072-3

4. Auflage 2010
BuchVerlag für die Frau GmbH,
Leipzig 2003
Fotos: Tassilo Wengel
Einband: Christine Paxmann
Repro, Satz, Typografie: Lore Jacobi
Druck: Messedruck Leipzig GmbH
Buchbinderische Verarbeitung:
Müller Buchbinderei GmbH Leipzig

Printed in Germany

www.buchverlag-fuer-die-frau.de

Inhalt

DAS SAMMELN VON HEILKRÄUTERN

Wichtigste Voraussetzung für das Sammeln von Heilkräutern ist die Kenntnis der Arten, denn nur so lassen sich Verwechslungen mit giftigen Pflanzen vermeiden. Man sammelt nur saubere Pflanzen, denn alle Pflanzenteile – ausgenommen die Wurzeln – dürfen nicht gewaschen werden. Achten Sie außerdem darauf, dass alle gesammelten Heilpflanzen frei von Schädlingen und Krankheiten sind.

An stark befahrenen Straßen, an Autobahnen oder in der Nähe von Feldern, die mit Schädlingsbekämpfungsmitteln behandelt wur-

den, verbietet sich das Sammeln von Heilpflanzen ganz von selbst. Geschützte Arten scheiden ebenfalls aus, auch wenn sie in größeren Mengen vorhanden sind.
Auf keinen Fall darf in geschützten Lebensräumen wie Flächennaturdenkmalen, in Naturschutzgebieten o.ä. gesammelt werden.

Die Sammelzeit
Frisch gesammelte Pflanzen versprechen die besten Heilerfolge, da die Wirkstoffe noch in höchster Konzentration vorhanden sind. Obwohl man frische Kräuter vom zeitigen Frühjahr bis in den späten Herbst hinein findet, sollte man die optimale Sammelzeit beachten.

Das gilt vor allem dann, wenn die Heilkräuter konserviert werden sollen, weil in diesem Falle der Zeitpunkt des höchsten Wirkstoffgehaltes besonders wichtig ist.

Blätter pflückt man jung, aber voll entfaltet, die Blüten zu Beginn der Blütezeit, aber voll geöffnet. Zu Beginn der Blütezeit sammelt man auch ganze Kräuter, d.h. alle oberirdischen Pflanzenteile. Früchte sammelt man zur Zeit der Reife und Wurzeln gräbt man aus, wenn sie kräftig und voll entwickelt sind. Die beste Sammelzeit ist der Vormittag, sobald die Pflanzen vom Tau abgetrocknet sind. Grundsätzlich wird nur bei trockenem Wetter gesammelt.

Als Gefäße zum Sammeln verwendet man am besten Körbe, luftige Taschen oder Beutel, ungeeignet sind Plastiktüten und -taschen.

Trocknen der Heilkräuter

Unmittelbar nach dem Sammeln werden die Heilkräuter getrocknet. Bei dieser Art der Konservierung wird die Umwandlung oder der Abbau von Wirkstoffen durch pflanzeneigene Fermente verhindert. Um einen möglichst hohen Gehalt an Wirkstoffen zu erhalten, muss das Trocknen schonend ablaufen. Ideal ist ein luftiger, warmer Raum oder ein schattiger Platz im Freien, wo die Kräuter vor direkter Sonneneinstrahlung geschützt aufbewahrt werden. Zerkleinerte Pflanzen breitet man auf einem weißen Blatt Papier, auf Tüchern oder in einem Sieb dünn aus. Man kann auch ganze Pflanzen gebündelt aufhängen.

Wurzeln oder sehr saftige Pflanzenteile (z.B. Beeren), trocknet man mit Hilfe künstlicher Wärme bis 35 °C. Zum Trocknen schneidet man die Wurzeln in kleine Teile, Zwiebeln in Scheiben.

Nach dem Trocknen bewahrt man die Droge vor Licht und Feuchtigkeit geschützt in luftdicht schließenden Gefäßen aus getöntem Glas, Weißblech oder Holz auf und beschriftet die Behälter entsprechend.

Die Zubereitung von Heilkräutern

Tee

Die Teebereitung erfolgt je nach Art der Kräuter auf verschiedene Weise. Besonders häufig ist die Teebereitung durch Brühen oder Aufgießen der Kräuter. Sie werden zerschnitten, in der vorgeschriebenen Menge (wie bei den einzelnen Kräutern erwähnt) in ein Gefäß aus Porzellan, Glas oder Steingut gegeben und mit sprudelndem, fast kochendem Wasser übergossen. Tee aus frischen Kräutern nur kurz (etwa eine halbe Minute) ziehen lassen, denn der Tee soll hellgelb oder hellgrün sein. Er schmeckt

nicht nur besser, sondern sieht auch appetitlicher aus. Tee von getrockneten Kräutern sollte ein bis zwei Minuten ziehen.

Von manchen Kräutern mit hitzeempfindlichen Wirkstoffen wie Wilde Malve, Melisse oder Hagebutte stellt man einen Kaltauszug her. In diesem Fall lässt man die angegebene Menge in kaltem Wasser 8 bis 12 Stunden auslaugen und erwärmt dann den Tee auf Trinktemperatur.

Die häufig empfohlene Kombination zwischen Kaltauszug und Aufguss gilt als beste Nutzungsform der Heilpflanzen. Dazu setzt man die Kräuter mit der Hälfte der angegebenen Wassermenge kalt

an, lässt sie über Nacht stehen und seiht dann ab. Danach überbrüht man den Kräuterrückstand mit der anderen Hälfte Wasser, gießt wieder ab und mischt mit dem Kaltauszug.
Verwendet man Wurzeln, setzt man sie mit der angegebenen Wassermenge kalt an, lässt sie kurz aufkochen und dann 3 Minuten ziehen. Abgegossen und abgekühlt, kann der Tee getrunken werden.

Tinktur

Man füllt eine Flasche oder ein anderes verschließbares Gefäß bis zum Hals locker mit Kräutern und gießt sie mit 38-40%igem Obstbranntwein oder Korn auf. Das gut verschlossene Gefäß bleibt zwei Wochen oder länger an einem warmen Platz bei Temperaturen um 20 °C stehen und wird öfter geschüttelt. Dann seiht man ab und presst den Rückstand aus. Zur Aufbewahrung von Tinkturen eignen sich dunkle Flaschen.

Tinkturen verwendet man äußerlich zu Umschlägen oder als Einreibung, aber auch tropfenweise mit Tee verdünnt.

Frischsaft

Aus grob zerkleinerten Pflanzenteilen lässt sich in der Haushaltszentrifuge Frischsaft herstellen. Empfehlenswert ist, die zerkleinerten Pflanzenteile zunächst einige

Minuten in etwas kaltem Wasser weichen zu lassen, um dann im Entsafter den Frischsaft herzustellen. Er eignet sich zum Betupfen von kranken Körperstellen oder tropfenweise zum Einnehmen.
Frischsaft sollte möglichst gleich verbraucht werden.

Kräuterbäder
Dabei unterscheidet man zwischen Voll- und Sitzbädern.
Für Sitzbäder benötigt man einen halben Eimer frische oder 100 g getrocknete Kräuter, für das Vollbad die doppelte Menge. Man setzt die Kräuter über Nacht kalt an, erwärmt sie am nächsten Tag und gießt den gewonnenen Auszug in

die Badewanne. Für ein Sitzbad muss das Wasser bis über die Nieren reichen, bei einem Vollbad höchstens bis unter das Herz. Die Badedauer beträgt ca. 20 Minuten, die Wassertemperatur 37-39°C.
Nach dem Baden trocknet man sich nicht ab, sondern ruht eingehüllt in Badetuch oder Bademantel etwa eine Stunde.
Bei Schnupfen und Erkrankungen der Atemwege haben sich Kopf-Dampfbäder bewährt. In einen Liter kochendes Wasser gibt man etwa vier Esslöffel Kräuter und inhaliert dreimal täglich eine Viertelstunde.

Salben

Um Salben herzustellen, gibt man eine Hand voll klein geschnittene Kräuter in 250 g erhitztes Schweineschmalz und rührt gut um. Dann nimmt man die Pfanne von der Herdplatte, deckt sie zu und lässt das Ganze über Nacht erkalten. Am folgenden Tag wird die Masse leicht erwärmt, durch ein Leinentuch filtriert und in kleine Gläser abgefüllt. Bewährt haben sich besonders Salben aus Ringelblumen, Kamille, Labkraut.

HEILKRÄUTER ALS GEWÜRZE

Eine Vielzahl von Kräutern haben nicht nur als Heilpflanzen Bedeutung, sondern sind gleichzeitig beliebte Gewürze. Sie werden frisch oder getrocknet den Speisen zugegeben. Die Kräuter verfeinern einerseits den Geschmack der Speisen und andererseits wird das Essen durch sie leichter verdaulich und damit bekömmlicher.

Unter den Heilkräutern, die vorzugsweise die Magen- und Darmfunktion verbessern und die Lebertätigkeit günstig beeinflussen, sind auch einige, die man gern als Gewürze verwendet. Das gilt zum

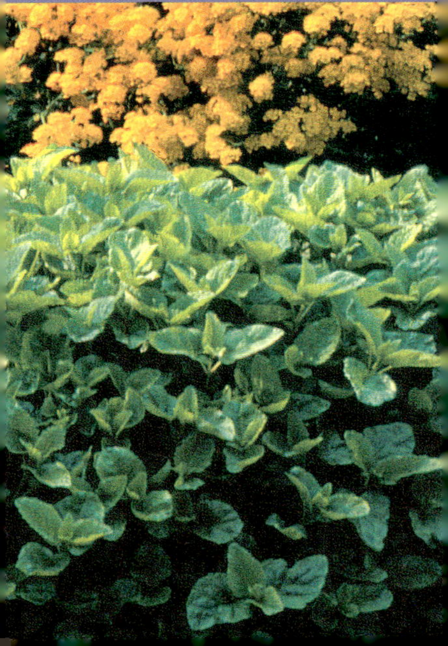

Beispiel für Bärlauch, Salbei oder Thymian.

Andere Heilkräuter wirken vor allem bei gestörter Galleproduktion und verbessern die Fettverdauung. Würzt man Gänse- oder Entenbraten, Gerichte mit fettem Schweinefleisch oder Hammel mit Beifuß oder Wermut, dann wirken sich diese Kräuter sehr positiv auf die Verdauung aus.

Interessant ist auch, dass bestimmte Gewürze überregional die gleiche Bedeutung haben. Das gilt z.B. für den Kümmel, der Blähungen verhindert und deshalb vor allem bei Gerichten aus stark blähenden Gemüsearten wie Kraut und Hülsenfrüchten bevorzugt wird.

Auch Salate, Suppen oder Eintöpfe erhalten mit Kräutern eine besondere Note, werden pikanter und beeinflussen die Gesundheit positiv. In jedem Falle erzielt man die beste Wirkung mit frischen Kräutern, die erst am Schluss der Speisezubereitung beigefügt werden. Einige bekannte Gewürzpflanzen mit Heilwirkung sind zum Beispiel:

Bärlauch *(Allium ursinum)*
Begünstigt die Absonderung von Verdauungssäften in Darm und Magen. Man verwendet das frische Kraut und die Zwiebel für Suppen, Braten, Gemüse, Salate und Saucen.

Echter Salbei *(Salvia officinalis)*
Fördert die Verdauung, sollte jedoch wegen seines bitteren Geschmacks sparsam verwendet werden. Als frisches Kraut empfiehlt Salbei sich an Leber, Gerichten von Schaf oder Wild, Pasteten, Salaten und Aufläufen mit Käse.

Echter Wermut
(Artemisia absinthium)
Regt den Appetit an und wirkt sich günstig auf die Gallentätigkeit aus. Da Wermutkraut sehr bitter ist, sollte man nur geringe Mengen frisches Kraut für Enten- und Gänsebraten, Schweinefleisch, Kartoffelsuppe und Eintöpfe verwenden.

Fenchel *(Foeniculum vulgare)*
Macht schwere Speisen bekömmlicher und verhindert Blähungen. Empfehlenswert ist die Verwendung der Früchte für Gurkensalat, Rohkostsalate, Sauerkraut, Gemüse und Pudding.

Pfefferminze *(Mentha x piperita)*
Regt den Appetit an und verhindert Völlegefühl. Empfehlenswert ist die Zugabe von frischen Blättern zu Eintöpfen, Suppen, Salaten, Omeletts und zu allen Gemüsearten.

Thymian *(Thymus vulgaris)*
Regt die Bildung von Verdauungssäften an und fördert den Appetit.

Wegen der intensiven Würze frisches Kraut sparsam für Braten, Eier, Kartoffelgerichte, Gemüsesuppen, Hülsenfrüchte, Tomaten, Pilze und Salate verwenden.
Besonders zu empfehlen bei fetten Speisen, die durch Thymian bekömmlicher werden.

Weinraute *(Ruta graveolens)*
Wirkt als Bestandteil von Teemischungen mit Baldrian, Mistel, Weißdorn, Kümmel und Melisse gegen Appetitlosigkeit, zur Beruhigung und gegen Schlaflosigkeit.
Sparsame Verwendung der leicht bitter schmeckenden Blätter für Ragouts, Wildgerichte und Käsespeisen.

Zitronenmelisse
(Melissa officinalis)
Wirkt als Tee beruhigend, erfrischend sowie krampflösend und schweißtreibend.
Beliebt als Zusatz zu Bädern und Duftkissen.
Empfehlenswert sind frische Blätter mit Borretsch und Dill gemischt zu grünem Salat oder mit anderen Kräutern zu Saucen, auch als Würze zu Geflügel, Fisch, Wild, zu Gerichten mit Pilzen und Hülsenfrüchten, zu eingelegten Gurken und für Kräuteressig.

Heilkräuter als Zierpflanzen

Wenn auch die meisten Heilkräuter in der freien Natur wachsen und – von einem Kräutergarten abgesehen – selten einen Platz im Garten finden, lassen sich manche gut als Zierpflanze verwenden. Das gilt vor allem für attraktive Arten, mit denen sich in Gemeinschaft anderer Blumen eine intensive Wirkung erzielen lässt.

Paradebeispiel ist die Ringelblume, die mit ihren gelben oder orangefarbenen Blüten die Blicke auf sich zieht. Vom Frühsommer bis zum Frost erscheinen sie in reicher Zahl und wirken allein oder mit blau

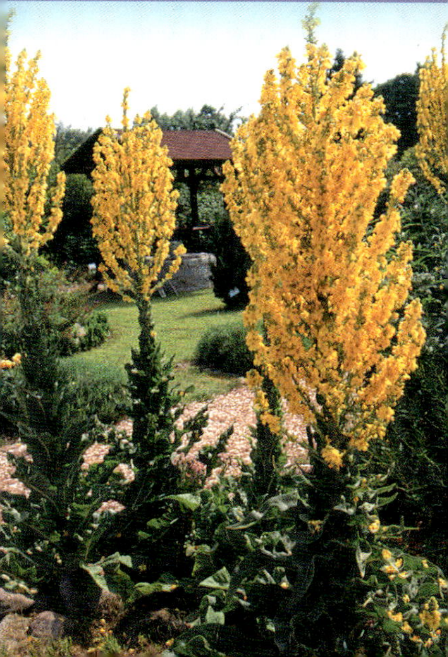

blühenden Arten wie zum Beispiel dem Sommerrittersporn sehr ansprechend. Auch mit dem Borretsch, ebenfalls eine Heil- und Gewürzpflanze, lässt sich die Ringelblume gut kombinieren.

Sehr attraktiv ist auch die Königskerze als Zierpflanze, eine zweijährige Art. Sie bildet im ersten Jahr eine große Rosette, aus der sich im zweiten Jahr der prächtige, bis zwei Meter hohe gelbe Blütenstand entwickelt. Sie wirkt am besten als Solitärpflanze und eignet sich für Heidegärten ebenso wie für Rabatten oder Pflanzstreifen an der Südseite des Hauses.

Auch zum Bepflanzen von Gefäßen eignen sich manche Heilpflanzen hervorragend, denkt man nur an die zahlreichen Salbei-Sorten, die mit ihren farbigen Blättern sehr reizvoll sind. Auch vom Thymian kommen immer mehr buntblättrige Sorten in den Handel, die im Topf eine hübsche Schmuckwirkung haben.

Es gibt noch mehr Heilpflanzen, die sich gut in die Gemeinschaft bekannter Zierpflanzen einfügen und auf Rabatten am Wegrand, im Blumenbeet oder im Gemüsegarten ihre Wirkung nicht verfehlen. Hier bietet sich ein weites Feld zum Probieren, um eigene Erfahrungen mit gelungenen Kombinationen zu sammeln.

AUGENTROST, GEMEINER

Seit dem Mittelalter als Heilpflanze bekannt. Bereits 1485 im Hortus sanitatis erwähnt.

Standort: Trockene Hänge und lichte Wälder, auch an Wegrändern und auf Bergwiesen.
Beschreibung: Pflanze 10 bis 20 cm hoch, Triebe weich behaart, in den Blattachseln von Juli bis Herbst weiße oder blassviolette Blüten mit gelbem Fleck auf der Unterlippe.

Augentrost, Gemeiner

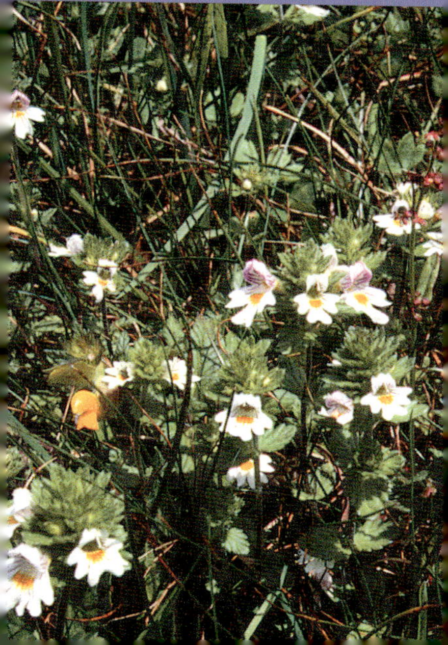

Ernte: Oberirdische Teile des blühenden Krautes zu Beginn der Blütezeit.

Anwendung: Bewährt als Tee bei Bindehaut- und Lidrandentzündung, bei Husten mit schleimigem Auswurf und bei Katharren.

Tipp: Augenbad

Die Augen morgens und abends mit einer Teemischung aus 50 g Augentrost und 20 g zerstoßenem Fenchel spülen. Dafür ein bis zwei gehäufte Teelöffel mit 1/4 l Wasser übergießen und 15 Minuten ziehen lassen.

BÄRLAUCH

Standort: Besiedelt Auwälder und schattige feuchte Laubwälder. Im Landschaftspark Putbus hat er sich auf riesigen Flächen im Schatten der Laubbäume ausgebreitet.

Beschreibung: Pflanze 15 bis 45 cm hoch, bildet aus den Zwiebeln im Frühjahr zwei breitlanzettliche Blätter und dreikantige, blattlose Stängel mit Blütenstand. Einzelblüten schneeweiß und sternförmig, von Mai bis Anfang Juni. Pflanze verbreitet einen intensiven knoblauchartigen Geruch.

Ernte: Junge Blätter im April und Mai vor der Blüte, Zwiebeln im Spätsommer und Herbst.

Anwendung: Frische Blätter fein gehackt auf Butterbrot zur Entschlackungskur im Frühjahr, auch in Suppen oder Salaten. Täglich 10 bis 12 Tropfen Bärlauchgeist wirken sich günstig auf das Magen- und Darmsystem aus. Er wird bei Verdauungsstörungen, Appetitlosigkeit und durch zu hohen Blutdruck verursachte Beschwerden wie Schwindel empfohlen.

Tipp: Bärlauchgeist

Blätter oder Zwiebeln klein geschnitten locker in eine Flasche füllen und mit 38 bis 40 %igem Korn übergießen. In der Sonne 14 Tage stehen lassen. Man nimmt 10 bis 12 Tropfen in etwas Wasser, viermal täglich.

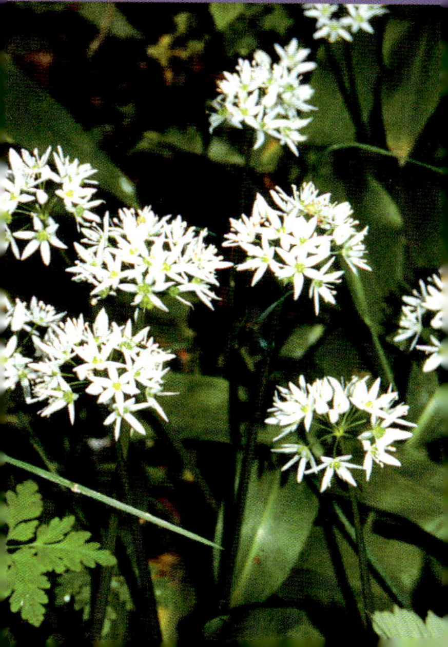

BORRETSCH

Die Engländer verwenden den Borretsch zur Frühjahrskur und nennen ihn „Borago for Courage“.

Standort: Kulturpflanze aus dem Mittelmeergebiet, bei uns verwildert. Aussaat im April auf durchlässigen, feuchten Böden in sonniger Lage.
Beschreibung: Pflanze 60 bis 80 cm hoch, behaart. Blüten himmelblau von Sommer bis Herbst.
Ernte: Junge Blätter und junge Triebspitzen ab Juni, später die Blüten.
Anwendung: Vor allem als Salatgewürz zu Gurken-, Tomaten- und

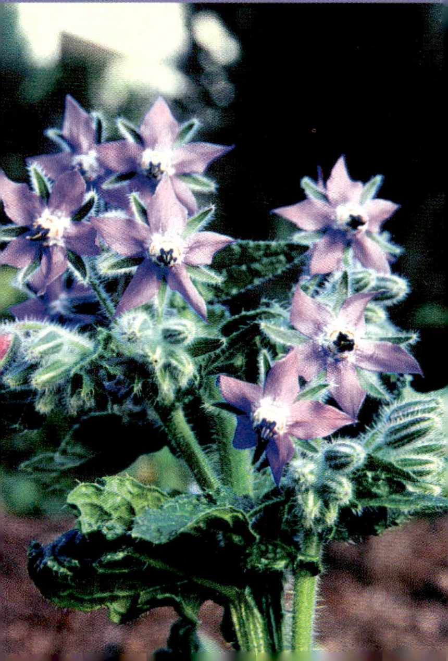

Kartoffelsalat, auch für kalte Fleischgerichte, Grillgerichte und Fleischragouts geeignet, passt zu Rahm- und Kräutersaucen. Blätter und Blüten wirken beruhigend, herzstärkend, fiebersenkend sowie erfrischend und regen den Stoffwechsel an.

Tipp: Borretschblüten
Mit den Blüten lässt sich Essig blau färben, sie eignen sich zum Kandieren und Dekorieren von Speisen.

Brennnessel, Große

Schon im Altertum war die Heilwirkung der Brennnessel bekannt. Ihre Wertschätzung drückte auch Albrecht Dürer (1471-1528) in einem Gemälde aus, das einen fliegenden Engel mit einer Brennnessel in der Hand zeigt.

Standort: Wegränder, Schuttplätze, nährstoffreiche Weideflächen, feuchte Stellen in Laub- und Nadelwäldern.
Beschreibung: Pflanze 30 bis 150 cm hoch, Stängel mit herzförmigen Blättern. Blüten grünlich in Rispen, von Juni bis Oktober.
Ernte: Oberirdische Teile ab März,

Wurzeln im Frühjahr oder Herbst.
Anwendung: Als Tee bei Blasenentzündungen und Erkrankungen der Harnwege, auch bei Nieren- und Harngriesbildung. Wirkt blutreinigend und stuhlgangfördernd.

Tipp: Frühjahrskur
Jeden Morgen eine Tasse Tee vor dem Frühstück zur Entschlackung trinken.

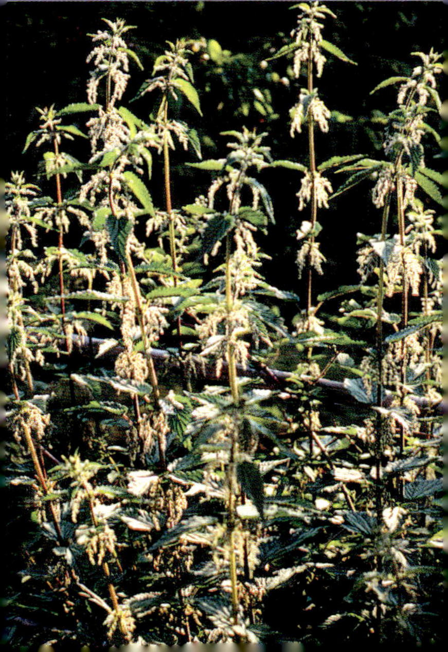

Dost

Man bezeichnet die Pflanze auch als Wilden Majoran und verwendet sie als Gewürz, vor allem für Gerichte aus der italienischen Küche. Verwandt mit dem aus Italien kommenden Oregano, einer Spielart des Dost.

Standort: Wächst vor allem auf trockenen Kalkböden der Südhänge, an Wald- und Wiesenrändern.
Beschreibung: Pflanze 20 bis 50 cm hoch, Blätter aromatisch, Blüten von Juni bis August am Ende der Zweige, rot bis rosarot.
Ernte: Zur Blütezeit die oberen Teile der Pflanze.

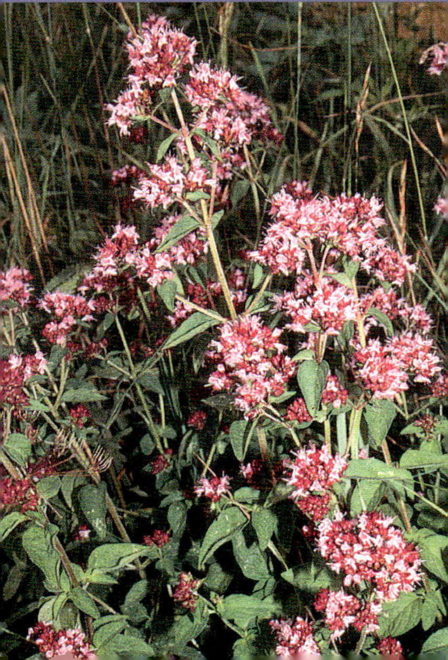

Anwendung: Gegen Appetitlosigkeit, Blähungen, Durchfall und Verdauungsbeschwerden eignet sich ein Tee aus Dost, dem Schafgarbe und Kamille beigemischt sind.

Tipp

Für Teezubereitung einen gehäuften Esslöffel der Mischung zu gleichen Teilen mit 1/4 l kochendem Wasser übergießen und nach 10 Minuten abgießen. Schluckweise trinken.

Ehrenpreis, Echter

Schon die alten Germanen schätzten den Ehrenpreis als Heilpflanze und nannten ihn „Grundheil aller Schäden". Im Volksmund wird er auch „Allerweltsheil" genannt.

Standort: Wächst in trockenen Wäldern, auf Kahlschlägen, an Gebüschrändern und auf Heideflächen.
Beschreibung: Pflanze 10 bis 30 cm hoch, Stängel niederliegend, rauhaarig, Blüten hellblau bis lila, selten weiß, von Juni bis August.
Ernte: Blütenstände von Juni bis August.
Anwendung: Als Zusatz von Tee-

mischungen, die bei Husten, anderen Erkältungskrankheiten und Entzündungen in Mund und Rachen zum Gurgeln empfohlen werden. Auch als Zusatz zu Entschlackungstees sowie bei Magen- und Darmerkrankungen.

Tipp: Beruhigungstee

Bei Nervosität abends eine Tasse Ehrenpreistee trinken. Zwei gehäufte Teelöffel mit 1/4 l kochendem Wasser, übergießen, nach 10 Minuten abseihen, schluckweise trinken.

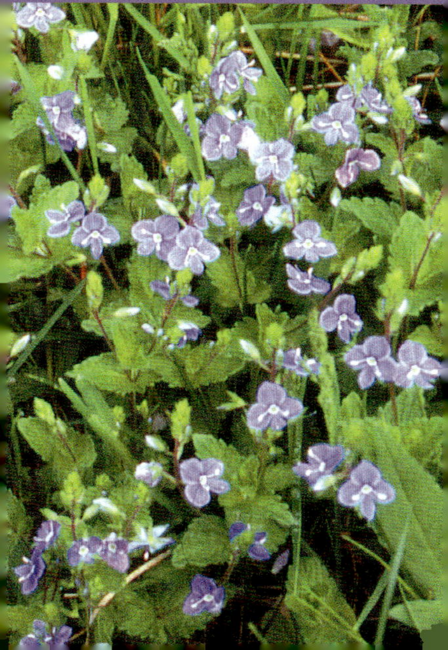

Fenchel

Bereits im Mittelalter war die heilsame Wirkung bekannt. Der Leibarzt von Kaiser Ferdinand I. zählte in einer Abhandlung von 1563 auch zahlreiche Vorzüge des Fenchel auf, die heute noch Gültigkeit haben.

Standort: Heimat Mittelmeerraum, in vielen Ländern Südeuropas als Kulturpflanze angebaut, auch in Gärten gelegentlich als einjährige Pflanze in Kultur.
Beschreibung: Pflanze ein bis zwei Meter hoch, Blätter mehrfach gefiedert, Blüten gelb in Dolden, von Juli bis September.

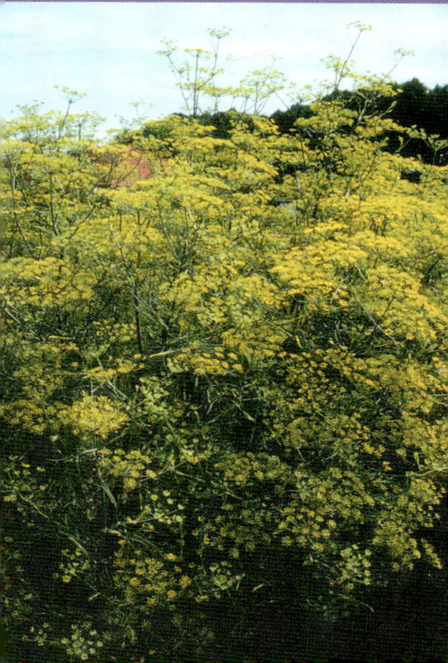

Ernte: Da die Samen nicht bei allen Dolden gleichzeitig reifen, ist mehrmalige Ernte erforderlich.
Anwendung: Als Tee bei Husten, Magenverstimmung, Blähungen, Appetitlosigkeit. Für Kinder zur Beruhigung und als krampflösendes Mittel bei Keuchhusten.

Tipp

Für Tee einen Teelöffel Früchte mit 1/4 l Wasser überbrühen, nach 10 Minuten abgießen.

Frauenmantel, Gemeiner

Der Name ist seit etwa 1500 belegt und bezieht sich auf die Form der Blätter. Sie erinnern an einen Umhang und erwecken den Eindruck, als hätten sie feine Falten. Gesteigert wird diese optische Wirkung besonders morgens, wenn feine Wassertröpfchen auf den Blättern funkeln.

Standort: Auf Wiesen, an Wegrändern und lichten Wäldern.
Beschreibung: Pflanze 15 bis 50 cm hoch, Blätter immer leicht gefaltet, fast kreisrund. Blüten klein, gelbgrün, Mai bis August.

Ernte: Blätter vom Frühjahr bis Juli sammeln und an der Luft im Schatten trocknen.

Anwendung: Als Tee gegen Beschwerden während der Wechseljahre und bei zu starken Monatsblutungen empfohlen. Auch zur Entschlackung und bei entzündeten Schleimhäuten zum Gurgeln geeignet.

Tipp

Für Tee zwei Teelöffel Kraut mit 1/4 l kochendem Wasser übergießen, 10 Minuten ziehen lassen und abseihen.

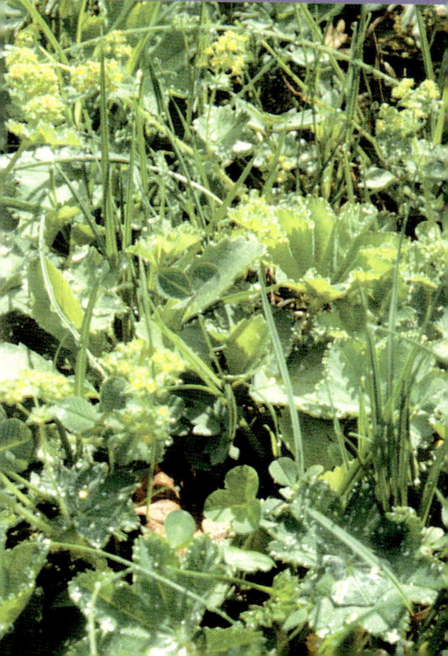

GUNDERMANN

Bereits in der Heilkunde der Antike spielte der Gundermann eine wichtige Rolle. In den Kräuterbüchern des Mittelalters war das Kraut als Herba Hederae terrestris offizinell bekannt, bezogen auf ihren früheren Namen Erd-Efeu (Hedera terrestris).

Standort: In Wäldern und zwischen Gebüsch, auch auf feuchten Wiesen- und Ackerflächen.
Beschreibung: Pflanze 20 bis 40 cm hoch, Triebe immergrün, niederliegend, Blätter aromatisch duftend, efeuartig. Blüten hellviolett, von April bis Juni.

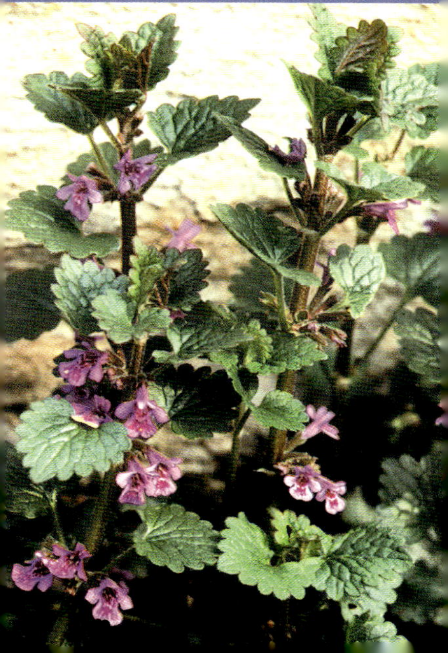

Ernte: Ganzjährig möglich, besser blühendes Kraut im Frühjahr sammeln und an der Luft schnell trocknen.
Anwendung: Als Beimischung zu Brusttees, da die als Herba Glechomae bezeichnete Droge schleimlösende Wirkung hat.

Tipp: Frischkost

Sammelt man die jungen Blätter im Frühjahr, lassen sie sich für Kräutersuppen oder als Zutat für Salate verwenden.

Hopfen

Allgemein bekannt ist die Verwendung des Hopfens zum Bierbrauen. Obwohl eine heimische Pflanze, wurde ihr Anbau bereits im 18. Jahrhundert staatlich gefördert, um den steigenden Bedarf zu decken und die teuren Importe einzusparen.

Standort: Als Kulturpflanze angebaut, auch wild an Waldrändern, feuchten Ufern und zwischen Gebüschen.

Beschreibung: Schlingpflanze, drei bis sechs Meter hoch mit drei- bis fünflappigen rauen Blättern. Arzneilich genutzt werden im Sommer die weiblichen Blüten, die sich zu Hopfenzapfen vergrößern.

Ernte: Spätsommer, kurz bevor sie vollkommen reif sind.

Anwendung: Als Beigabe zu Blutreinigungs- und Magentees. Reiner Hopfentee wird als Beruhigungsmittel bei Angstzuständen und Schlafstörungen empfohlen.

Tipp: Beruhigungstee

Zweimal täglich eine Tasse Hopfentee als Beruhigungsmittel trinken. Dafür zwei Teelöffel Hopfenschuppen mit 1/4 l kochendem Wasser übergießen und nach 15 Minuten abseihen.

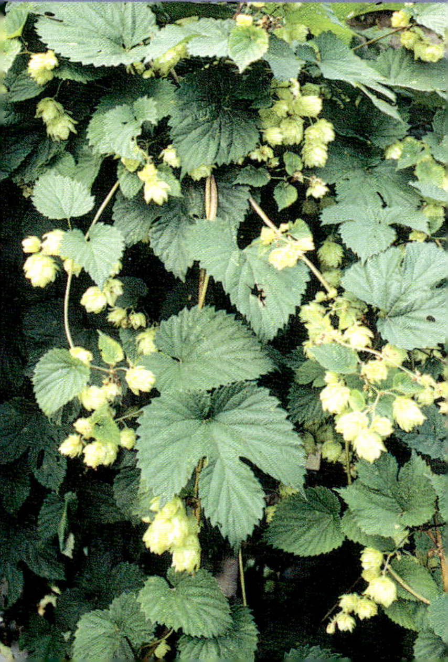

HUFLATTICH

Die hufähnliche Blattform war namensgebend für das Kraut, das in der Heilkunde des Altertums und Mittelalters als Droge „Foliae Farfarae" geschätzt und später auch von Pfarrer Kneipp gelobt wurde.

Standort: Auf lehmigen oder tonhaltigen Böden auf Äckern, am Wegrand, auf kahlen Böschungen, Dämmen und Schutthalden.
Beschreibung: Pflanze 5 bis 30 cm hoch, bildet von März bis April zuerst den einköpfigen Blütenstängel mit 10 cm hohen, goldgelben Blüten, danach große herzförmig-rundliche Blätter.

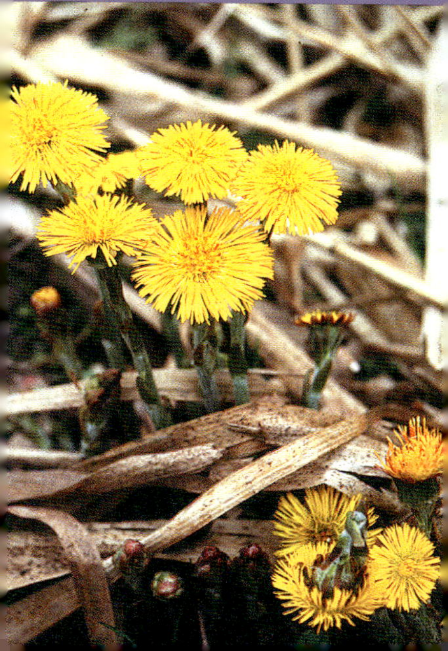

Ernte: Blüten und Blätter, nur junge Blätter für Salate.
Anwendung: Als Tee wegen der schleimlösenden und entzündungshemmenden Wirkung bei Husten und Heiserkeit sowie anderen Erkrankungen der Atmungsorgane empfohlen.

Tipp: Hustentee
Eine Mischung aus Huflattichblüten und -blättern, Königskerzenblüten, Lungenkraut- und Spitzwegerichblättern zu gleichen Teilen herstellen, davon 2 TL mit 1/4 l Wasser brühen, mit Honig süßen und täglich drei Tassen davon trinken.

Hundsrose, Heckenrose

Schon im frühen Mittelalter pflegte man Heckenrosen in Klostergärten, auch bei der Gartenbeschreibung von Albertus Magnus (1193-1280), Dominikanermönch und Naturforscher des Mittelalters fehlte die Hecken- oder Hundsrose neben Kräutern wie Basilikum, Raute und Salbei, aber auch allerlei Blumen wie Akelei, Lilie, Schwertlilie und Veilchen nicht.

Standort: Wegraine, Hecken Waldränder und Heiden.
Beschreibung: Strauch von zwei bis drei Metern Höhe, Blätter aus

fünf bis sieben Fiederblättchen, Blüten im Juni, hellrosa, Früchte rot.

Ernte: Vollreife Früchte (Hagebutten), zum Trocknen aufschneiden. Schnell trocknen, mit künstlicher Wärme bis 35 °C nachhelfen.

Anwendung: Als Tee bei Husten und anderen Erkältungskrankheiten.

Tipp: Hagebuttentee

Hagebutten zu gleichen Teilen mit Lindenblüten mischen, 2 gehäufte Teelöffel mit kochendem Wasser übergießen und nach 10 Minuten abseihen, mit Honig süßen. Zwei bis drei Tassen Tee täglich trinken.

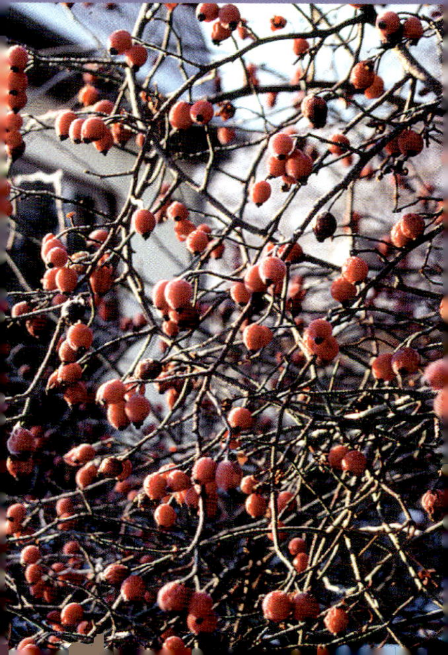

Johanniskraut

Das Kraut steht um St. Johanni (24. Juni) in voller Blüte – daher sein Name. Früher schrieb man der Pflanze Zauberkräfte zu, weil beim Zerdrücken der Blüten roter Farbstoff austritt, der die Finger violett färbt.

Standort: Auf trockenen Böden am Waldrand und in lichten Wäldern, auf sonnigen Wiesen und Wegrainen

Beschreibung: Pflanze 30 bis 60 cm hoch, Stängel verzweigt, Blätter oval-länglich, dicht durchscheinend punktiert, Blüten goldgelb in Trugdolden, von Juni bis August.

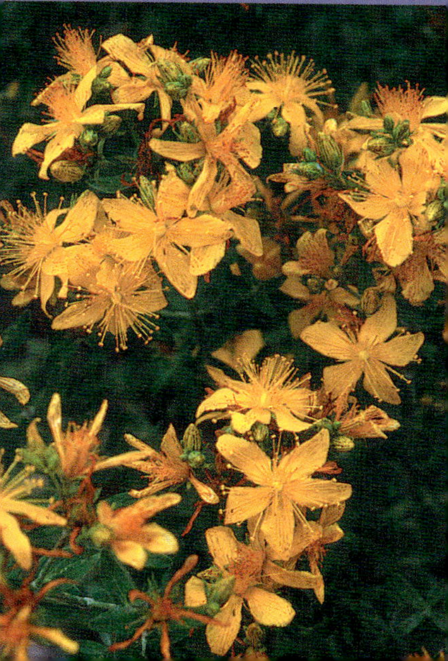

Ernte: Blühende Pflanze von Juni bis August.
Anwendung: Als Tee bei nervösen Beschwerden, Depressionen und Schlaflosigkeit. Als Johannisöl für Brandwunden, Blutergüsse, Hexenschuss und rheumatische Beschwerden.

Tipp: Johannisöl
Eine Flasche bis zum Hals locker mit Blüten füllen und mit Oliven- oder Leinöl übergießen. Gut verschlossen drei Wochen in die Sonne stellen. Das Öl färbt sich rot. Durch ein Tuch filtern, dabei presst man die Rückstände aus. In dunklen Flaschen aufbewahren.

Kamille, Echte

Schon im Altertum war die Kamille als vielseitig verwendbare Arzneipflanze bekannt. Früher wurde das Kraut besonders gegen Frauenkrankheiten angewandt, daher rührt auch der gebräuchliche Name „Mutterkraut“.

Standort: Wächst vor allem an Wegrändern und auf Ackerflächen.
Beschreibung: Pflanze 15 bis 40 cm hoch, Stängel mit mehrfach fiederteiligen Blättern. Blüten weiß, von Mai bis August.
Typisches Merkmal der Echten Kamille: der anfangs flache Blütenboden wölbt sich und die weißen

Scheibenblüten sind nach unten gerichtet.

Ernte: Die duftenden Blütenköpfe von Mai bis August.

Anwendung: Als Tee gegen Entzündungen aller Art, besonders der Schleimhäute, Linderung schafft Gurgeln und Einatmen der Dämpfe. Auch bei Magen- und Darmerkrankungen. Wirkt schweißtreibend, beruhigend und krampfstillend.

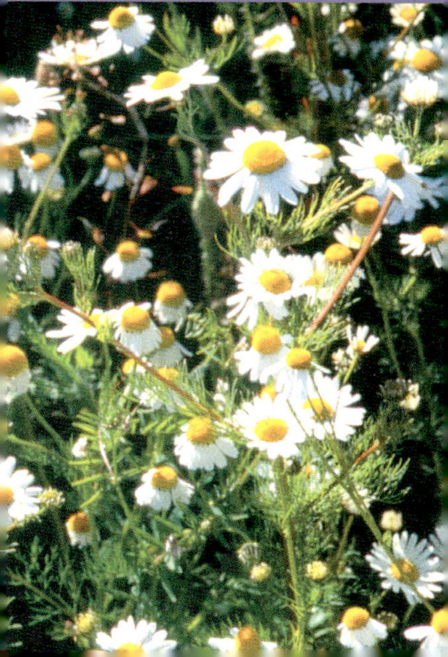

KÖNIGSKERZE

Bis in das Mittelalter reicht die vielseitige Verwendung der Königskerze zurück. Damals pressten Kosmetiker aus den Blüten ein wohlriechendes Haarfärbemittel und die Äbtissin Hildegard von Bingen empfahl, das Kraut mit Fleisch und Fisch zu kochen, um Trübsinn und Traurigkeit zu vertreiben. Die thüringischen Buckelapotheker hatten neben Blütentee auch Königskerzensalbe im Gepäck.

Standort: Sonnige, steinige Hänge, Wegränder, Waldlichtungen und Ödland.

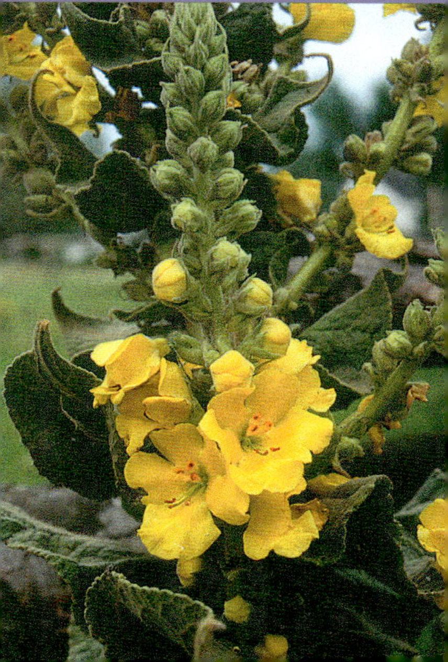

Beschreibung: Pflanze 50 bis 200 cm hoch, dicht weißfilzig behaart. Bildet im ersten Jahr eine Blattrosette, aus der sich im zweiten Jahr ein beblätterter Stängel entwickelt. Blüten leuchtend gelb in aufrechtem Blütenstand, von Juli bis September.

Ernte: Kronblätter der Blüten ohne Kelchblätter, aber mit Staubgefäßen, optimaler Zeitpunkt ist der späte Vormittag.

Anwendung: Als Zusatz zu Teemischungen gegen Husten, Entzündung der oberen Luftwege und zur Blutreinigung.

Tipp: Hustentee

2 Teile Königskerzenblüten, 8 Teile Eibischwurzel, 3 Teile Süßholzwurzel, 1 Teil Veilchenwurzel, 4 Teile Huflattichblätter, 2 Teile Anis zerstoßen. Zwei Teelöffel der Mischung mit 1/4 l fast kochendem Wasser übergießen, nach 10 Minuten abseihen und mit Honig süßen. (Aus dem Deutschen Arzneibuch [DAB]).

Kornblume

Schon der botanische Name deutet auf die Heilkraft der Kornblume: Centaurea verweist auf den Kentauren Chiron, der der Sage nach Wunderheilungen vollbrachte.
Auch beschreiben die mittelalterlichen Kräuterbücher die vielfältige Heilwirkung von Kornblumen:
„Der safft ist auch gut wider die mundfeule vnd blattern / den Mund darmitt ausgeschwenckt“.

Standort: In Getreidefeldern, an Wegrändern, auf Schuttplätzen.
Beschreibung: Pflanze 30 bis 70 cm hoch, Stängel reich verzweigt mit linealisch-lanzettlichen, wollig be-

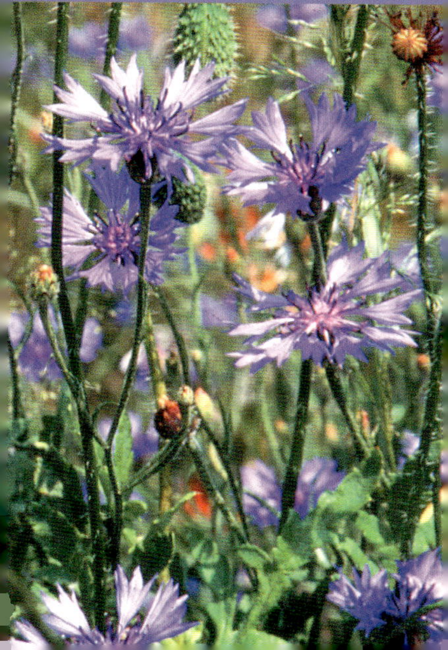

haarten Blättern. Blüten endständig, himmelblau von Juni bis September.

Ernte: Alle oberirdischen Teile zur Blütezeit schneiden, bündeln, an luftigem Ort im Schatten trocknen.

Anwendung: Als Tee mit leicht harntreibender Wirkung. Er wird wegen der Gerb- und Bitterstoffe auch gelegentlich als Magentee empfohlen.

Tipp: „Bunter Tee"

Die Kornblume wird gern wegen der schönen blauen Farbe der getrockneten Blüten als Beigabe zu verschiedenen Teemischungen empfohlen. Obwohl sie nicht ohne Wirkung ist, steht in diesem Falle der optische Reiz im Vordergrund.

Labkraut, Echtes

Schon früher schätzte man das Echte Labkraut als Heilpflanze, aber auch bei der Käseherstellung. Das in den Blättern enthaltene Labferment bringt die Milch zum Gerinnen.

Standort: Häufig an Wegrainen, trockenen Waldrändern und auf Böschungen.
Beschreibung: Pflanze 20 bis 80 cm hoch, Stängel reich verzweigt, kantig, Blätter schmal, nadelförmig. Blüten gelb, Juni bis September.
Ernte: Zur Blütezeit gesamtes Kraut, das gebündelt zum Trocknen aufgehängt wird.

Anwendung: Als Tee bei Beschwerden von Blase und Nieren, die durch Erkältung hervorgerufen wurden.

Tipp: Blasentee
Für Tee zwei Teelöffel Kraut mit 1/4 l kaltem Wasser ansetzen, zum Sieden bringen und zwei Minuten kochen. Nach dem Abkühlen abgießen und zwei Tassen täglich trinken.

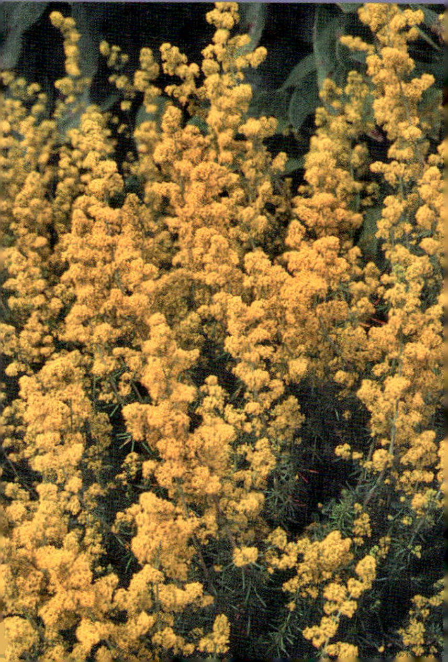

Löwenzahn

Im Volksmund wird die Pflanze je nach Gegend auch Butterblume, Schmalzbleaml, Wiesenlattich oder Mönchsblume genannt. Häufig ist der Name Kuhblume, der sich darauf bezieht, dass Kühe die Pflanze gern fressen.
Aus alten Kräuterbüchern ist bekannt, dass die Frauen einen Aufguss aus Blättern und Wurzeln als Schönheitsmittel verwandten, um „ein lauter Angesicht zu erlangen".

Standort: Wiesen, Wegränder, Rasen- und Ackerflächen.
Beschreibung: Pflanze 10 bis 50 cm hoch, bildet aus einer fleischigen,

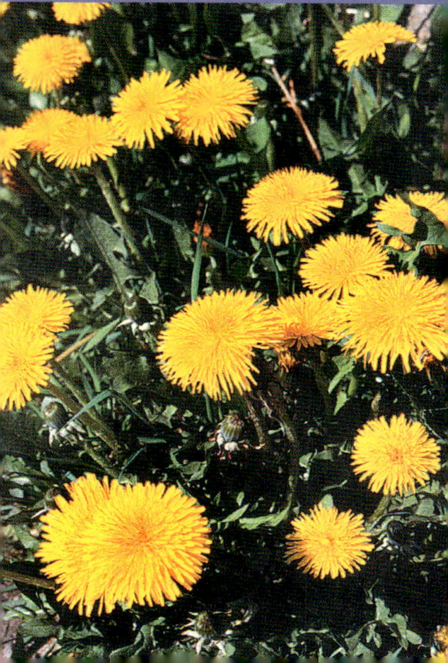

weißen Milchsaft führenden Pfahlwurzel eine Rosette gezähnter Blätter. Blüten (Blütenkörbe) sind hell- bis goldgelb, von April bis Mai.

Ernte: Stängel zur Blütezeit, Blätter vor der Blüte, Wurzeln im Frühjahr oder Herbst.

Anwendung: Als Tee aus getrockneten Löwenzahnwurzeln blutreinigend, schweißtreibend und verdauungsfördernd. Täglich zwei Wochen lang fünf frische Stängel ohne Blüte gekaut, beeinflusst der Löwenzahn die Leber- und Gallentätigkeit positiv und fördert den Stoffwechsel.

Junge Blätter lassen sich als Salat anrichten.

Tipp: Löwenzahntee

Dafür einen gehäuften Teelöffel Löwenzahnwurzel und -kraut mit 1/4 l Wasser kalt ansetzen, am nächsten Tag bis zum Kochen erhitzen, abseihen. Eine Hälfte davon vor dem Frühstück und den Rest eine halbe Stunde nach dem Frühstück trinken.

MÄDESÜSS, ECHTES

Der deutsche Name leitet sich von „Met" ab, da die mandelartig duftenden Blüten in Skandinavien als aromatischer Zusatz zu Getränken wie Met, Bier und Wein verwendet wurden.

Standort: Feuchte Stellen wie Ufer- und Teichränder, Röhrichtbestände, in Auengebüschen und auf feuchten Wiesen.
Beschreibung: Pflanze 50 bis 150 cm hoch, bildet aus einem verholzten Rhizom in Rosetten angeordnete Blätter sowie beblätterte Stängel. Blüten gelblich weiß, zu vielen in einem doldig-rispigen Blütenstand

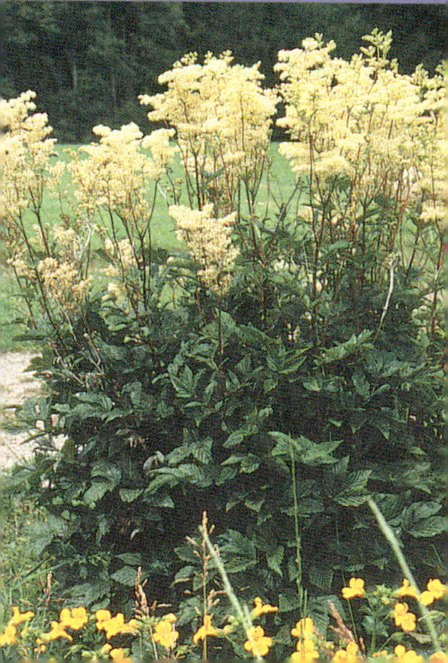

an den Enden der Triebe, von Juni bis Juli.

Ernte: Blüten von Juni bis Juli.

Anwendung: Als Beimischung zu verschiedenen Tees, da die Blütendroge „Flores Spiraea" wegen der schweißtreibenden Wirkung eingesetzt wird.

Malve, Wilde

Die Malve ist in der Volksmedizin schon lange beliebt und wird als Rosspappel, Käsepappel oder Johannispappel bezeichnet.

Standort: Feld-, Weg- und Wiesenränder sowie sonnige Schuttplätze und Hänge.
Beschreibung: Pflanze 20 bis 120 cm hoch, aus einem Wurzelstock mehrere aufrechte, teilweise niederliegende Stängel mit fünflappigen Blättern. Blüten rotviolett, von Juni bis September.
Ernte: Blüten ohne Stängel, auch Blätter von Juni bis August.
Anwendung: Vor allem zur Be-

handlung von Erkältungskrankheiten wie Husten und Heiserkeit, auch als Tee bei Entzündungen im Mund- und Rachenraum, zum Gurgeln und Spülen.

Tipp: Malventee

Zwei gehäufte Teelöffel Blüten oder Blätter (auch gemischt) mit 1/4 l lauwarmem Wasser übergießen, einige Stunden (höchstens 10) stehen lassen und abseihen.

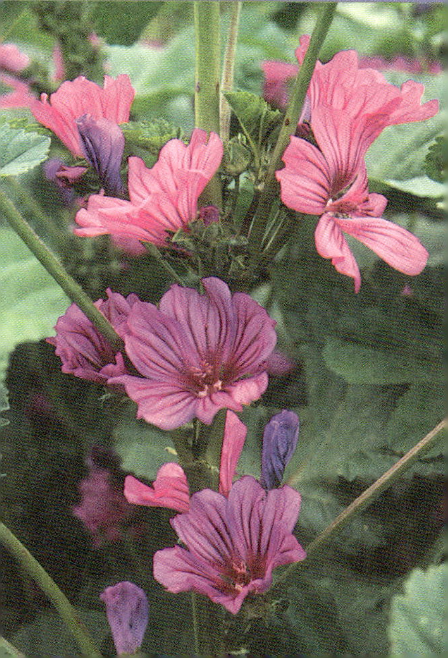

PFEFFERMINZE

Bereits 1200 v. Chr. baute man die Minze in Ägypten an. Von hier gelangte sie über den Orient und den Mittelmeerraum in die Klostergärten nördlich der Alpen. Die Pfefferminze ist ein Bastard, der 1696 erstmals in einem Minzefeld in England auftauchte und seitdem kultiviert wird.

Standort: Kulturpflanze, bevorzugt humusreiche, feuchte Böden an sonnigen bis halbschattigen Standorten.
Beschreibung: Pflanze 30 bis 80 cm hoch, bildet Ausläufer und vierkantige Stängel mit gegenständig ange-

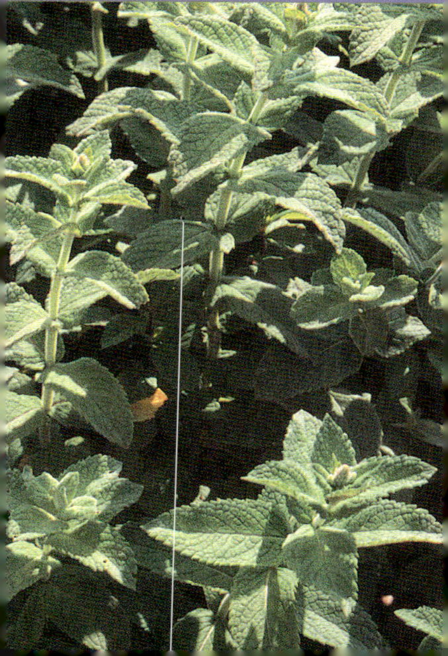

ordneten, länglich-elliptischen Blättern. Blüten rosarot in ährigen Blütenständen, von Juli bis September.

Ernte: Zum Trocknen bei Knospenansatz, einzelne Blätter für sofortige Verwendung auch früher und nach der Haupternte, zwei bis drei Schnitte möglich.

Anwendung: Als Tee bei Magenverstimmung, Übelkeit und Brechreiz, wirkt krampflösend, fördert den Stoffwechsel und wird auch gegen Blähungen empfohlen.

Als Küchengewürz verwendet man frische Pfefferminze. Suppen, Eintöpfe und Salate werden bekömmlicher, wenn sie mit gehackter Pfefferminze angereichert wurden.

Tipp

Neben reinem Pfefferminztee verwendet man die Pfefferminze auch für andere Teemischungen, empfohlen wird sie als Zugabe zu Tees gegen Darm-, Magen-, Galle-, und Leberleiden.

RINGELBLUME

Die Ringelblume ist eine alte Heilpflanze, die schon im 12. Jahrhundert erwähnt wird. Im Volksmund trägt sie heute noch verschiedene Namen wie Butterblume, Goldblume, Magdalenenblume, Ringelrose, Warzenblume und wird in der Volksmedizin hoch geschätzt.

Standort: Kulturpflanze, die als einjährige Sommerblume in Gärten und als Arzneipflanze auf Feldern kultiviert wird.
Beschreibung: Pflanze bis zu 70 cm hoch, Stängel verzweigt und filzig behaart. Blüten leuchtend goldgelb bis orange, von Juni bis Oktober.

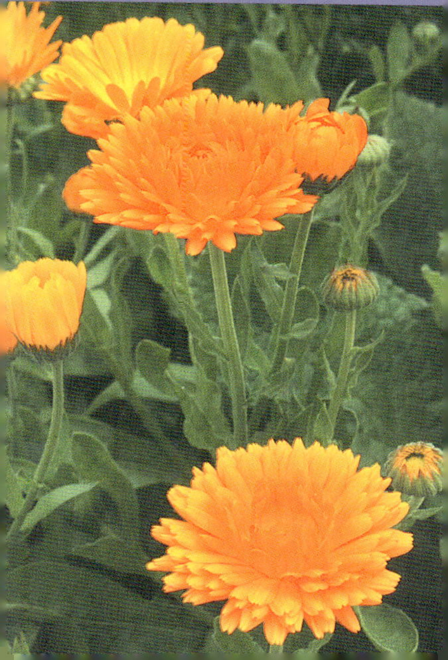

Ernte: Geöffnete Blüten, schnell trocknen.

Anwendung: Als Tee zur Blutreinigung und zur Unterstützung der Heilung von Wunden. Als Ringelblumensalbe bei schlecht heilenden Wunden, Nagelbettentzündungen und Geschwüren.

Tipp: Ringelblumensalbe

Dafür Blüten, Blätter und Stängel kleinschneiden, zwei gehäufte Doppelhände davon in 500 g gut erhitztes Schweinefett geben, umrühren, vom Herd nehmen. Zugedeckt einen Tag stehen lassen, dann leicht erwärmen und durch ein Leinentuch in saubere Gefäße filtern.

Salbei, Echter

Seit dem Mittelalter wird der aus Südeuropa stammende Echte Salbei als Arznei- und Gewürzpflanze angebaut. Im „Capitulare de villis vel curtis“ ordnet Karl der Große um 800 an, auf jedem Hof Salbei anzupflanzen.

Standort: Kulturpflanze aus Südeuropa, in unseren Breiten gelegentlich verwildert. Auf sonnigen, warmen, gut durchlässigen Böden.
Beschreibung: Halbstrauch mit verholzenden Stängeln, Blätter bitter-würzig, Blüten violett in Quirlen, von Mai bis Juli.

Ernte: Blätter vom Frühsommer bis Herbst.

Anwendung: Als Tee bei Entzündungen im Rachenraum und der Mundhöhle, bei Mandelentzündungen, wirkt blutreinigend und appetitanregend.

Tipp: Salbei-Essig

Dafür eine Flasche locker mit Blüten des Wiesensalbei (Salvia pratensis) füllen, Essig darüber gießen und zwei Wochen in der Sonne stehen lassen.

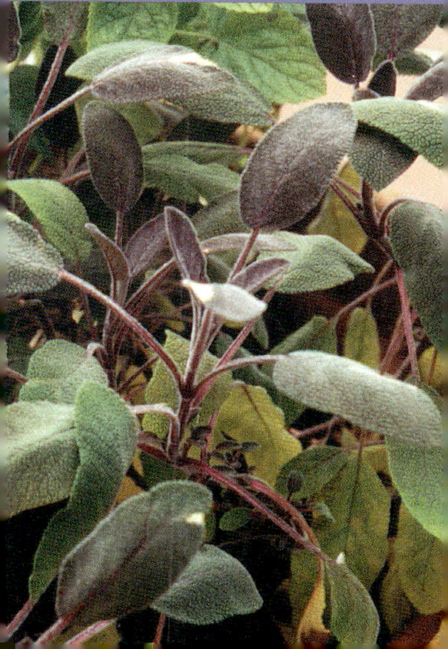

Schafgarbe

Als uralte Heilpflanze bekannt. Schon Achilles, ein Held der griechischen Sage, soll die Heilwirkung der Schafgarbe erprobt haben. Während sich der botanische Name Achillea darauf bezieht, weist der deutsche Name auf die Tatsache hin, dass Schafe die Pflanze gern fressen.

Standort: Feldraine, Wiesen und Wegränder.
Beschreibung: Pflanze 15 bis 50 cm hoch, Blätter fiederteilig, Blüten weiß oder rötlich, von Juni bis Oktober.
Ernte: Blüten von Juni bis

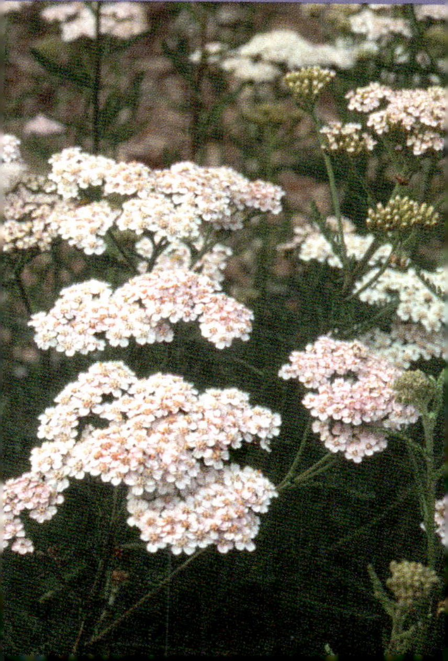

Oktober, Kraut zu Beginn der Blüte.

Anwendung: Als Tee bei Appetitlosigkeit, Blähungen Erkältungen, Magenbeschwerden.

Pfarrer Kneipp empfahl besonders Frauen, ab und zu eine Tasse Schafgarbentee zu trinken.

Tipp: Teebereitung

Von Blüten und Blättern (Kraut- und Blütendroge „Herba et Flores Millefolii") einen gehäuften Teelöffel mit 1/4 l Wasser brühen, kurz ziehen lassen, trinken.

Schöllkraut

Bereits der griechische Philosoph Theophrast (372 bis 287 v. Chr.) wusste von der Heilkraft des Schöllkrautes. Zahlreiche Namen wie Herrgottsgnade, Herrgottsblatt, Marienkraut, Warzenkraut belegen das Ansehen der Pflanze in der Volksmedizin.

Standort: Wald- oder Wegränder, an Mauern, Zäunen, auf Schutthalden.

Beschreibung: Pflanze 30 bis 80 cm hoch, Stängel behaart, Blüten goldgelb, von April bis Oktober.

Ernte: Blätter und Blüten vom Frühjahr bis Herbst.

Anwendung: Als Tee mit anderen Kräutern gemischt gegen Magen-, Darm- und Gallenbeschwerden. Als Frischsaft gegen Warzen ist Schöllkraut heute umstritten.

Tipp: Teekur

Teemischung aus 2 Teilen Schöllkraut und Pfefferminze, je 1 Teil Kümmel und Wermut bereiten. Zwei Teelöffel dieser Mischung überbrühen, 10 Minuten ziehen lassen und abseihen. In einer Kur über drei Wochen täglich zwei Tassen Tee trinken.

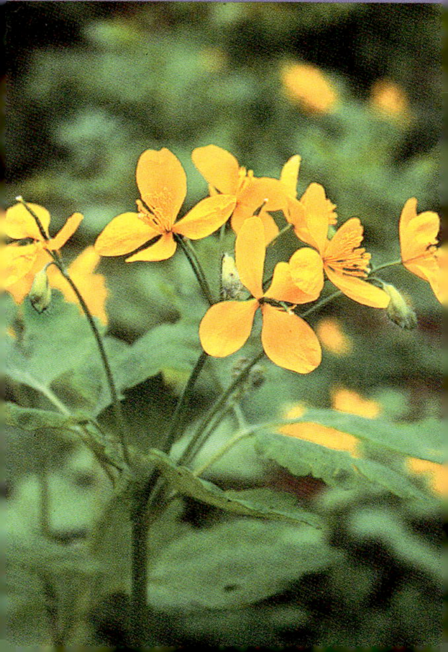

Stiefmütterchen, Wildes

Der Name des Stiefmütterchens bezieht sich auf die Blütenblätter. Während das unterste als Stiefmutter angesehen wird, gelten die beiden darüber befindlichen, meist gleichfarbigen als Töchter. Die andersfarbigen Blütenblätter darüber deutete man als Stieftöchter.

Standort: Auf Äckern, Dünen und sandigen Hügeln.
Beschreibung: Pflanze 10 bis 30 cm hoch, Blüten gelb, blau, violett oder gemischt, von Mai bis Oktober.
Ernte: Blühendes Kraut, bündeln

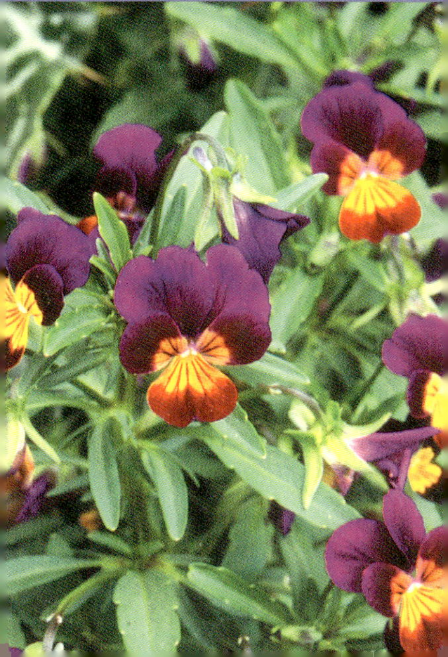

und im Schatten zum Trocknen aufhängen.

Anwendung: Als Tee zur Blutreinigung sowie gegen Rheuma und Gicht, auch gegen Hautkrankheiten wie Akne, Milchschorf bei Kindern empfohlen.

Tipp: Blutreinigungstee

Mischung aus 3 Teilen Löwenzahnwurzel mit Kraut, je 2 Teilen Stiefmütterchen und Faulbaumrinde, je 1 Teil Fenchelfrüchten, Holunderblüten und Schachtelhalm empfohlen.

Thymian, -Garten

Bereits die alten Griechen und Römer nutzten den Thymian als Heilmittel, über die Alpen brachten ihn die Benediktinermönche im 11. Jahrhundert, erstmals von der Äbtissin Hildegard von Bingen erwähnt. Im von dem italienischen Arzt und Botaniker Pierandrea Matthioli geschriebenen und 1563 in Prag erschienenen „Neuw Kreutterbuch" wird ausführlich über die Heilwirkung des Thymians berichtet.

Standort: An Trockenhängen im westlichen Mittelmeergebiet, bei uns Kulturpflanze.

Beschreibung: Pflanze 20 bis 40 cm hoch, Zweige verholzt und stark verästelt, Blätter schmal. Blüten in dichten Ähren, von Juni bis August. Pflanze duftet stark aromatisch.

Ernte: Blühendes Kraut, vor allem die Triebspitzen, im Halbschatten trocknen.

Anwendung: Als Tee bei Husten, Halsweh und Heiserkeit, Linderung auch bei akuter und chronischer Bronchitis. Thymiantee fördert außerdem die Verdauung und regt den Appetit an. Bei Erkältungen vor dem Essen einzunehmen ist der sehr wohlschmeckende Thymiansirup.

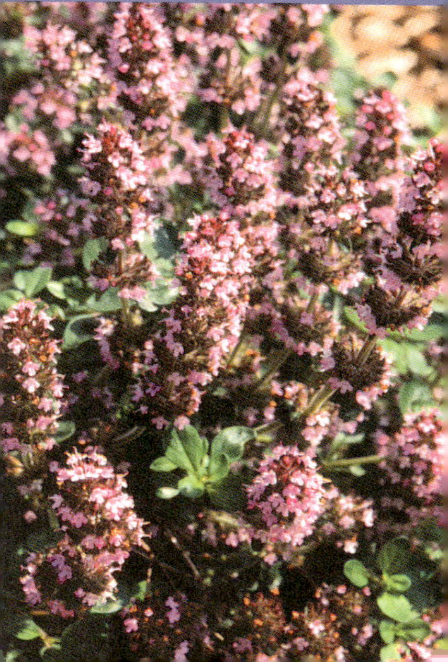

Tipp: Thymiansirup
Blüten und Stängel schichtweise mit braunem Zucker in ein Glas einlegen und festdrücken. Drei Wochen an einen sonnigen Platz stellen, dann Blüten und Stängel aussiehen und dabei mit wenig Wasser auswaschen. Auf dem Herd bei kleiner Stufe eindicken, ohne dass der Sirup dabei aufkocht.

Thymian in der Küche
Er ist gut geeignet für Gurken-, Tomaten- und Blattsalate, auf Pizzen, in Braten- und Kräutersaucen sowie für Wild-, Geflügel- und andere Fleischgerichte.
Zusammen mit Melisse und Estragon ergibt Thymian einen feinen Kräuteressig.

Waldmeister

Diese Pflanze erwähnte schon Hieronymus Bock als „Leberkraut" in seinem 1539 erschienenen „Das Kreuterbuch" und schrieb: *„Dies Kreutlein mit seiner blüet pflegt man in wein zu legen und darüber zu trinken, vermeynen also eyn frölickyt und gesunde leben davon zu erlangen".*

Standort: Schattige Laubwälder, vorwiegend Buchenwälder.
Beschreibung: Pflanze 10 bis 20 cm hoch, Stängel vierkantig, Blüten weiß von Mai bis Juni.
Ernte: Pflanze zur Blütezeit am Boden abschneiden und im Schatten trocknen.

Anwendung: Als Bestandteil von Teemischungen hilft er bei Darmstörungen und Krämpfen, Wassersucht, Menstruationsbeschwerden, Leberstauungen.

Tipp: Waldmeisterbowle

Berühmt ist die Waldmeisterbowle, die wegen ihrer belebenden Wirkung als herzstärkende Frühjahrskur empfohlen wird. Zu beachten ist, dass das Kraut für die Waldmeisterbowle vor dem Blühen gepflückt und nach dem Aromatisieren des Weines (max. 2 Stunden) entfernt wird.

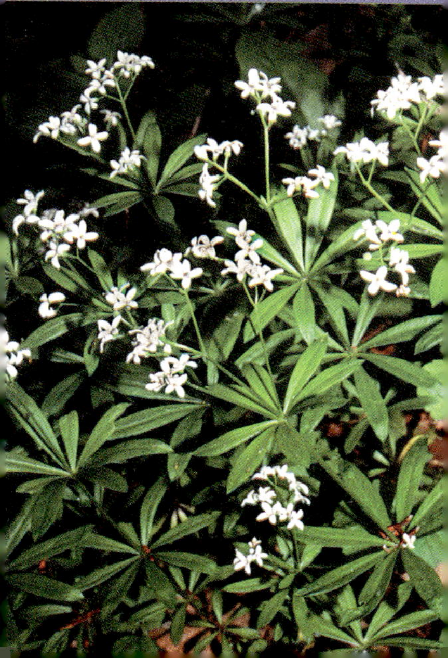

Wegwarte

Ihre Heilkraft kannten schon die alten Griechen. Im Mittelalter spielte die Droge im Aberglauben eine Rolle und wurde für die Bereitung von Zaubertränken verwendet. Aus der gerösteten Wurzel stellte man früher den kaffeeähnlichen „Zichorienkaffee“ her.

Standort: An Wegrändern und Feldrainen, auf Schuttplätzen und Brachland.

Beschreibung: Pflanze 30 bis 150 cm hoch, Stängel steif aufrecht, kantig, innen hohl und verzweigt. Untere Blätter schrotsägeförmig, nach oben zunehmend ganzrandig und

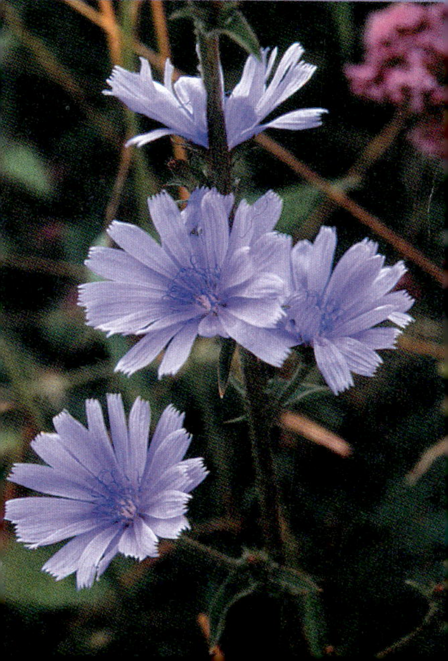

lanzettlich. Blüten hellblau, von Juli bis Oktober.

Ernte: Blühendes Kraut im Juli, schnell an der Luft trocknen, Wurzeln im Spätherbst, säubern und trocknen.

Anwendung: Als Zugabe zu Teemischungen gegen Stoffwechselstörungen, Appetitlosigkeit und als Galle- und Lebermittel. Auch reiner Tee aus Kraut und Wurzeln der Wegwarte wird geschätzt.

Tipp: Wegwartentee

Dafür 1 TL Kraut und Wurzeln gemischt mit 1/4 l kaltem Wasser übergießen, 2 bis 3 Minuten kochen, dann abseihen. Morgens und abends zwei Tassen davon trinken.

Wermut, Echter

Als sich im 7. und 8. Jahrhundert die Einfuhr von Medizinalkräutern aus dem Mittelmeergebiet verzögerte, rieten die Bischöfe, bekannte Heilkräuter durch heimische Arten zu ersetzen. Der Abt Wahlafried Strabo (809-849) vom Kloster auf der Insel Reichenau schrieb in einer Vorrede zu 25 Gedichten: *„Einige Kräuter ziehen wir uns aus Samen, andere aus alten Stämmen von altbewährter Jugend"* und erwähnte dabei neben Fenchel, Minze, Raute, Salbei auch den Wermut.
In den Kräuterbüchern des Mittelalters wird Wermut als Heilmittel bei Magen- und Darmkoliken,

gegen Appetitlosigkeit und bei Epilepsie geschätzt.
Später erlangte Wermut auch Bedeutung für die Herstellung von Spirituosen und Wein.

Standort: An sonnigen Standorten an Wegrändern, Zäunen und in Weinbergen.
Beschreibung: Pflanze 60 bis 100 cm hoch, silbergrau behaart. Stängel verzweigt, Blätter fiederspaltig, nach oben zu ganzrandig lanzettlich. Blüten gelb, kugelig, von Juni bis September.
Ernte: Zur Blütezeit die oberen, zarten Teile, luftig trocknen.
Anwendung: Als Tee bei Magen-, Darm- und Gallebeschwerden, bei

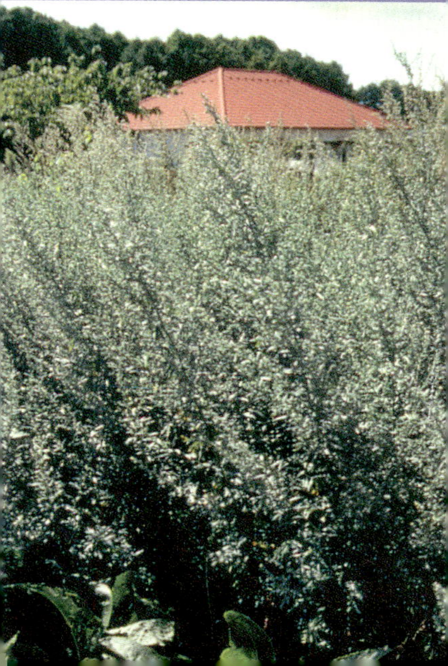

Appetitlosigkeit und Verdauungsproblemen. Empfohlen auch bei Menstruationsbeschwerden.
In der Küche verwendet man den Wermut zum Würzen von fetten Speisen, die dadurch leichter verdaulich und bekömmlicher werden.

Tipp:
Um den bitteren Geschmack des Wermuttees zu mildern, hat sich eine Mischung mit Pfefferminze und Tausendgüldenkraut zu gleichen Teilen bewährt.

Deutsches Pflanzenverzeichnis

Botanisches Pflanzenverzeichnis

Aus dem lieferbaren Mini-Angebot

Kochbüchlein

Alles gewickelt & gerollt • Apfelbüchlein • Aronia Beerenbüchlein • Berlin & Mark Brandenburg kulinarisch Bierbüchlein • Brot backen • Champignon & Co. • Drinks Essen von der Wiese • Fingerfood • Gemüseraritäten Heißer Bischof • Holunderrezepte • Honig Kaffeevergnügen • Kartoffelbuch • Komet-Geschichte(n) Kürbis-Büchlein • Marmelade & Gelee • Mecklenburg-Vorpommern kulinarisch • Multitalent Zwiebel Obstexoten • Pommern kulinarisch • Sachsen kulinarisch Sachsen-Anhalt kulinarisch • Sanddorn-Rezepte Saucen-Rezepte • Schokoladenbüchlein • Sektbüchlein Teegenuss • Thüringen kulinarisch • Wild-Rezepte

Pflanzenbüchlein

Heilkräuterbüchlein • Mythos Ginkgo (auch engl.) Kleine Pilzkunde • Küchenkräuter • Naturapotheke Tomatenbüchlein • Wildobst

Der besondere Band

Auf der Saale-Unstrut-Weinstraße • Auf der Sächsischen Burgen- und Schlösserstraße • Auf der Sächsischen Weinstraße • Das kleine Bach-Büchlein (auch engl.) Berlin für die Westentasche • Burgen und Schlösser im Erzgebirge • Wilhelm Busch • Damen gewinnen! Dresden für die Westentasche (auch engl.)